LOW CARB

Perdere peso con il piano di dieta a basso contenuto di carboidrati

(Ricette recenti con salse a basso contenuto di carboidrati)

Pio Ricci

Traduzione di Jason Thawne

© Pio Ricci

Todos os direitos reservados

Low Carb: Perdere peso con il piano di dieta a basso contenuto di carboidrati (Ricette recenti con salse a basso contenuto di carboidrati)

ISBN 978-1-989891-37-7

TERMINI E CONDIZIONI

Nessuna parte di questo libro può essere trasmessa o riprodotta in alcuna forma, inclusa la forma elettronica, la stampa, le fotocopie, la scansione, la registrazione o meccanicamente senza il previo consenso scritto dell'autore. Tutte le informazioni, le idee e le linee guida sono solo a scopo educativo. Anche se l'autore ha cercato di garantire la massima accuratezza dei contenuti, tutti i lettori sono avvisati di seguire le istruzioni a proprio rischio. L'autore di questo libro non potrà essere ritenuto responsabile di eventuali danni accidentali, personali o commerciali causati da un'errata rappresentazione delle informazioni. I lettori sono incoraggiati a cercare l'aiuto di un professionista, quando necessario.

INDICE

PARTE 1 1

INIZIARE A PERDERE PESO 2

CAPITOLOUNO 5

COSA MANGIARE A COLAZIONE MENTRE CERCHI DI DIMAGRIRE 5

CAPITOLO DUE 13

DIVERSI TIPI DI CIBO PER PRANZO CHE TI AIUTANO A PERDERE PESO 13

INSALATE 14
ALTRE IDEE PER IL PRANZO DA MANGIARE DURANTE LA DIETA: 16

CAPITOLO TRE 21

UNA LISTA DI SNACK MENTRE SI CERCA DI PERDERE PESO 21

ECCO UNA LISTA DI DIVERSI TIPI DI SPUNTINI SANI DA MANGIARE MENTRE SI È A DIETA: 22

CAPITOLO QUATTRO 27

DIVERSI TIPI DI CIBO DA MANGIARE A CENA MENTRE SI È A DIETA 27

FRUTTI DI MARE 31
MAIALE 33
ALTRE CENE SALUTARI 35
CONCLUSIONE DEL PERCORSO DELLA PERDITA DI PESO 36

PARTE 2 39

INTRODUZIONE 40

BRUNCH CON STUFATO DI BROCCOLI 42

COLAZIONE ALL'INGLESE 44

FRITTATABACON & CHEDDAR 46

MUFFIN FORMAGGIO E SALSICCIA 47

TORTA SALSICCIA E SPINACI 48

QUICHECON BACON E GROVIERA 50

TORTA BROCCOLI, BACON E FORMAGGIO 52

QUICHE PICCANTE DI SALSICCIA 54

TORTA CIPOLLA & BACON 56

QUICHEPOMODORO FRESCO E BASILICO 58

UOVA STRAPAZZATE AL CHILI 60

UOVA STRAPAZZATE CON FETA 61

QUICHE DI SPINACI 62

UOVASTRAPAZZATEALLAGROVIERA 64

UOVA STRAPAZZATE CON PEPERONI GRATINATI E AVOCADO 64

OMELETTEVEGETARIANA 66

UOVO AL FORNO 68

STUFATO DI PEPERONI VERDI 69

UOVA ALLA PANNA 71

Parte 1

Iniziare a perdere peso

Fare una dieta è un compito difficile. Dobbiamo essere pronti e disposti a seguire una dieta sana per perdere una certa quantità di peso. Prima di iniziare qualsiasi dieta, devi stabilire l'obiettivo di quanto peso desideri perdere ogni settimana o mese.

Ci sono molti tipi di diete là fuori per aiutarti a perdere peso, ma in questo libro imparerai a conoscere diversi tipi di cibo da mangiare mentre sei a dieta a basso contenuto di carboidrati per aiutarti a perdere peso velocemente. Tutto quanto elencato in questo libro deriva dalla mia personale esperienza su come ho perso peso dopo aver mangiato questi diversi tipi di alimenti.

Ogni volta che sono a dieta cerco di leggere tutte le etichette sul retro di ogni cibo che mangio e di cercare esattamente quanti carboidrati e quante calorie ci sono in ogni alimento. Cerco di stare lontano dal mangiare tante varietà di pane e pasta, a meno che non sia integrale.

È anche importante, mentre sei a dieta, di assicurarti di mettere da parte una giornata "cheat". Questo giorno potrai concederti un po' di relax e mangiare un dessert o il tuo piatto di pasta preferito. Se ti piace la bistecca, fai una grande bistecca alla griglia con puré di patate come contorno. Assicurati di avere abbastanza autocontrollo per tornare alla tua dieta dopo il giorno "cheat". Se pensi di non riuscire a tornare a dieta, allora non fare il giorno "cheat".

Non solo è bene mangiare sano per perdere peso, è una buona idea mangiare meglio per la propria salute personale. Quando vai fuori a cena mentre sei a dieta, chiedi al tuo cameriere se puoi avere degli antipasti senza burro o senza i carboidrati extra. Oppure, trova qualcosa nel menu che sia leggero, come un'insalata con pollo o pesce alla griglia.

Buona fortuna con la dieta a basso contenuto di carboidrati! Ricordati di avere autocontrollo e continua a ricordare a te stesso per che cosa stai lavorando così duramente. Sbarazzati di tutti i cibi spazzatura in casa tua prima di iniziare, questo renderà molto più facile attenersi alla tua dieta quando sarai tentato di mangiare un pacchetto di patatine o biscotti.

CapitoloUno
Cosa mangiare a colazione mentre cerchi di dimagrire

La colazione è il pasto più importante della giornata. Il motivo è che dobbiamo avere qualcosa nel nostro corpo, per bruciare calorie ad inizio giornata. Se non abbiamo sostanze nello stomaco, non ci sarà nulla che ci dia energia o cibo da bruciare durante il giorno.

Mangiare una salutare colazione ti darà il potere di concentrarti meglio la mattina e ti metterà di buon umore all'inizio della giornata. È noto che le persone che fanno colazione ogni mattina sono più in forma di quelli che la saltano.

In questo capitolo troverai diversi tipi di cibo da mangiare a colazione mentre fai una dieta povera di carboidrati.

<u>Uova</u>

Le uova sono un'ottima proteina per iniziare la giornata. Iniziando con una colazione tradizionale, mangia solo due uova al mattino. Cerca di non eccedere nel mangiare più uova. Le uova sono conosciute per mantenere lo stomaco più pieno invece di mangiare qualsiasi altro tipo di cibo a colazione. Un bel contorno sano con uova anziché toast; spinaci saltati freschi con un po' di sale e pepe da mangiare con le uova al mattino.

Un'altra ottima e veloce colazione: prendi una pita di grano integrale, mescola gli albumi, aggiungi gli spinaci e i pomodori per un buon panino salutare.

Per essere sicuri di avere abbastanza tempo per fare colazione la mattina prima di andare al lavoro, fai bollire le uova la sera prima e mettile in frigorifero. La mattina dopo, mentre esci dalla porta, prendi due uova sode, potresti metterci un po' di sale o pepe, gustandotelementre vai a lavoro. So quanto sia difficile svegliarsi prima del tempo, quindi questo è un ottimo modo per essere sicuro che non stai prendendo unbagel mentre esci di casa e fare una colazione malsana.

<u>Frutta</u>

Tutti questi frutti elencati di seguito sono ricchi di minerali e vitamine, di cui i nostri corpi hanno bisogno per funzionare correttamente ed essere sani.

- Mele
- Banane
- Mirtilli
- Fragole
- Lamponi
- Pesche
- Uva
- Ananas
- Mirtilli rossi
- Arance
- Pompelmi
- Kiwi
- Meloni
- More
- Cocomeri

Al mattino per una bella colazione leggera e salutare, taglia le banane e le mele, mescolale in una ciotola con mirtilli e uva. Non c'è molto da preparare, quindi puoi mangiarlo da solo o se vuoi insiemealle uova.

Le pesche sono ottime con un po' di ricotta e mandorle mescolate insieme per una bella colazione leggera.

Ci sono molti tipi diversi di frutta che sono buoni coi fiocchi d'avena, ma il mio preferito è mescolare un po' di latte di mandorle con banane e mirtilli.

Ci sono molti tipi diversi di avena, ottimi se mescolati con un po'di miele, latte di mandorle e a scelta frutta o uvetta.

Un'altra ottima colazione con uno di questi frutti, sarebbe fare un frullato mescolato con semplice yogurt greco e miele.

Prendete le fette di mela e immergetele nel burro di arachidi al mattino. Le fibre del burro di arachidi ti aiuterà a mantenertipieno fino all'ora di pranzo.

Il semplice yogurt greco è una bella colazione cremosa se si aggiunge miele come dolcificante, frutta a tua scelta e noci.

Il pompelmo è un frutto meraviglioso da mangiare quando si cerca di perdere peso. È meglio mangiare metà di un pompelmo prima di fare colazione al mattino. Non mangiare pompelmi da solo. Questo sarebbe un ottimo frutto da abbinare a una proteina, come uova o yogurt greco.

Il burro di mandorle è delizioso e salutare. Un ottimo modo per mangiarlo al mattino è spargerlo sulle banane o sulle mele.

L'anguria e il melone tagliati sono un ottimo piatto da mangiare a colazione. Questi due frutti sono molto buoni per la tua salute e sono una bella merenda dolce da accompagnare con una colazione sana.

Proteine

Ci sono molti tipi di proteine da aggiungere alla tua colazione al mattino oltre alle uova e allo yogurt, ecco una lista di idee per la colazione con proteine salutari:

Spalmadella ricotta a basso contenuto di grassi su un pezzo di pane integrale tostato.

Invece di mettere pancetta, salsiccia o prosciutto in una frittata, metti dei pezzi di pollo tagliato a dadini.

Invece di preparare uova strapazzate, prepara il tofu. Aggiungi funghi, spinaci, pomodori, broccoli, cipolle, peperoni o qualsiasi altra verdura a tuo piacimento a basso contenuto di carboidrati.

Avvolgi il bacon di tacchino su fette di avocado e mettii in forno per circa cinque minuti a 350 gradi.

Tosta il pane integrale, spalma il burro di mele o il burro di arachidi sul pane tostato e aggiungi le banane tagliate in cima.

Riscalda la quinoa nel microonde come sostituto della farina d'avena, aggiungi la cannella, le mele o i mirtilli affettati e mescola alcune mandorle o noci.

Fai un frullato di proteine al mattino con il tuo tipo preferito di polvere proteica. È molto appetitoso ed è facile e molto veloce da fare. Mi piace mescolare due misurini di proteine di vaniglia in una tazza di latte di soia.

Capitolo Due
Diversi tipi di cibo per pranzo che ti aiutano a perdere peso

La colazione non è l'unico pasto importante della giornata. Assicurarti di mangiare un pranzo a basso contenuto di carboidrati sano è molto importante per mantenere alta la tua energia per tutto il giorno.

È estremamente importante durante una dieta evitare di saltare i pasti, poiché i nostri corpi hanno bisogno delle sostanze per bruciare calorie per aiutarci a perdere peso.

In questo capitolo imparerai diverse idee per un pranzoa basso contenuto di carboidrati, per aiutarti a perdere peso, mentre sei a dieta.

Insalate

Un'insalata composta da diversi tipi di lattuga come: rucola, lattuga romana, lattuga al burro e crescione sono tutti pieni di nutrizione. Cerca di stare lontano dal mangiare solo lattuga iceberg, perché non ha molto valore nutrizionale. Ecco una lista di insalate da mangiare a pranzo mentre provi a perdere peso:

Insalata di caesar e salmone. Unisci solo un cucchiaino pieno di Caesar leggero sul condimento. Al posto del salmone, puoi anche usare pollo alla griglia, gamberetti saltati o pesce bianco.

Lattuga romana mista a spinaci freschi. Aggiungi delle verdure a tuo piacimento come: pomodori, cetrioli, olive, fagiolini, avocado e peperoni gialli o verdi. Per le proteine aggiungi tacchino a cubetti, pollo a dadini o gamberetti. Per un condimento leggero fatto in casa: spremi un quarto di limone in una ciotola, mescola la polvere di aglio, l'aceto di vino bianco, un pizzico di sale e un pizzico di pepe.

Pomodori a fette con mozzarella e basilico. Condisci con un condimento balsamico molto leggero e olio d'oliva in cima.

Rucola, burro e lattuga e crescione di lattuga mescolata con pomodori, cavoli, formaggio di capra, cetrioli, cipolle rosse, con una leggera vinaigrette e olio per condimento. Aggiungi la tua scelta di proteine: bistecca di fianco, pollo a cubetti, pesce o gamberetti.

Altre idee per il pranzo da mangiare durante la dieta:

Involtini di lattuga -fai cuocere il pollo sul fuoco, aggiungi lo zenzero, la salsa di soia e l'aglio. Prendi delle carote tagliuzzate e dei cetrioli a dadini per aggiungerli ad un contorno di semi di sesamo. Questo involtino sarebbe meraviglioso con una foglia di lattuga di burro o foglie di cavolo.

Involtini di tortilla – Prendi il tacchino o il pollo e avvolgilo in una tortilla di grano integrale. Aggiungi della lattuga romana, pomodori, cipolle e un po'di olio d'oliva e aceto di vino rosso per il sapore.

Burrito - prepara un burrito di fagioli con fagioli neri fritti, guacamole e salsa. Invece di usare una tortilla, mescola tutto in una ciotola. Aggiungi pomodori freschi o lattuga se vuoi. Un buon contornoper questo burrito al posto del riso, può essere una tazza di frutta fresca.

Insalata di tonno – Mescola il tonno con sedano tritato, cipolla tritata, pepe, un pizzico di sale e un cucchiaino di succo di limone. Taglia un pomodoro e trita la lattuga da aggiungere all'insalata di tonno.

Quinoa- Metti la quinoa sul fuoco. Dopo cotto puoi mangiarlo freddo o caldo; a tuo piacimento. Per più sapore e nutrizione aggiungere pomodori tritati, erba cipollina tritata o cipolle, cetrioli e erbe fresche - basilico, coriandolo, origano o timo.

Trita un intero capo di cavolfiore, mescolalo con un po' di olio d'oliva e aggiungi i condimenti che preferisci. Imposta il forno a fiamma e cuoci il cavolfiore in basso per dieci minuti. Contemporaneamente cuoci la quinoa sul fuoco per circa 15 minuti. Cuoci il cavolo separatamente sul fuoco. Dopo aver finito di cucinare, mescola insieme cavolfiore, quinoa e cavolo per un pranzo leggero.

Hamburger di tacchino: prepara un hamburger di tacchino sul fornello, sulla griglia o in forno. Invece di mangiarlo con un panino, prendi un po' di spinaci freschi, pomodori, cipolle e un po' di ketchup o senape per insaporire.

Zuppa- Questo è un pasto ipocalorico a seconda del tipo di zuppa fatta in casa. Acquista sacchetti di verdure surgelate dal negozio di alimentari e verdure fresche. Utilizza un brodo di pollo a basso contenuto di sodio per una base e acqua. Per le proteine aggiungi pollo o fagioli. Per il sapore aggiungi aglio ed erbe fresche. Il modo migliore per farlo: mettere tutti gli ingredienti in una pentola di coccio e cuocere a fuoco basso per sei ore. Aggiungi i tuoi condimenti ed erbe preferiti per ottenere più gusto.

Ricotta: crea un mix di ricotta, uva, avocado, cetrioli e pomodori. Aggiungi del pepe speziato.

Panino sano: prepara un panino senza il pane affettando cetrioli, del tacchino, un po'di formaggio e mettili insieme usando uno stuzzicadenti per tenerli in posizione.

Saltato in padella- Pollo tritato con broccoli, peperoni rossi e verdi, zucca e cipolle rosse. Utilizza olio d'oliva e una salsa di teriyaki a basso contenuto di sodio per cuocere questi ingredienti a fuoco medio-alto per dieci minuti.

Insalata di avocado – Taglia un avocado a metà, togli il buco dal centro e aggiungi l'insalata di pollo o insalata di tonno fatta in casa a basso contenuto di grassi nel mezzo dell'avocado.

Involtino Hummus- Prepara un involtino integrale con hummus, formaggio di capra, fette di tacchino e foglie di spinaci fresche.

Involtino di quinoa: prepara un involtino di quinoa con fagioli neri, feta e avocado arrotolati insieme in un involtino di grano integrale. Aggiungi humus per insaporire.

Come parte di uno di questi antipasti, è una buona idea mescolarli insieme. Per esempio; fare un'insalata e avere una tazza di zuppa come contorno o involtini con contorno di frutta o verdura.

Capitolo Tre
Una lista di snack mentre si cerca di perdere peso

Spuntini a base di diversi tipi di cibi sani per tutta la giornata aiuta i nostri corpi ad ottenere l'alimentazione di cui abbiamo bisogno. È noto che se mangiamo ogni tre o quattro ore il nostro livello di zucchero nel sangue rimarrà stabile e ci sentiremo molto più eccitati durante l'intera giornata. Cerca di attenerti agli spuntini che ti aiuteranno a bruciare i grassi, ma non esagerare. Stai lontano da snack come patatine o biscotti.

Un'ottima idea per assicurarti di avere degli snack pronti quando esci, è di metterli tutti in sacchetti Tupperware o Ziploc, nel frigorifero o nell'armadio della cucina. In questo modo potrai semplicemente prenderli imballati con la giusta quantità di cibo.

Ecco una lista di diversi tipi di spuntini sani da mangiare mentre si è a dieta:

La frutta è un ottimo cibo da gustare. Ci sono molti tipi diversi di frutta che potrebbero essere facili da afferrare e sono tutti pieni di vitamine e minerali, di cui il nostro corpo ha bisogno ogni giorno.

Taglia diversi tipi di verdure come; cetrioli, carote, sedano, peperoni, olive, broccoli o cavolfiori e immergili nell'hummus.

Ricotta con pesche o melone.

Formaggio di capra spalmato su pomodori a fette.

Mele o sedano con burro di arachidi.

Tacchino arrotolato con formaggio magro.

Congelabanane e pezzi di mango. Mescolali per uno spuntino dolce alla vaniglia.

Prepara il tuo popcorn senza burro fatto in casa, sostituendo un po'di olio d'oliva. Aggiungi una piccola quantità di sale per più gusto.

Lessa i gamberetti e poi raffreddali. Prepara la tua salsa cocktail fatta in casa con rafano, succo di limone, pepe spezzato e un po' di ketchup.

Prepara un mix di uvetta, mirtilli secchi, anacardi, noci, noci pecan e mandorle. Mettili in sacchetti Ziploc, in modo che siano pronti per andare.

Fai il guacamole fatto in casa. Taglia un gambo di sedano e immergi i pezzi di sedano nel guacamole.

È possibile acquistare edamame congelato nel negozio di alimentari. Scaldalo nel microonde e aggiungi un po' di sale.

Le noci sono sempre un ottimo spuntino da mangiare mentre si è a dieta. Pistacchi e mandorle sono noti per essere meno grassi rispetto ad altri tipi di noci eriempiono molto. Cerca di non superare più di 20 dadi in unsolo spuntino.

Riscalda un intero carciofo nel microonde. Scalda separatamente l'olio d'oliva con sale, aglio e pepe per immergere i cuori di carciofo.

Salsa di mele senza zucchero. Se ti piace la cannella, spargene un pizzico nella salsa di mele.

Fai la tua salsa vegetale con semplice yogurt greco magro, cipolla in polvere, sale di sedano e aglio in polvere. Aggiungi sale e pepe a tuo piacimento.

Verdure per salsa fatta in casa: carote, sedano, peperoni rossi o verdi, cetrioli, pomodori, broccoli o cavolfiori.

Bocconcini di pizza fatti con melanzane a fette, salsa di pomodoro, con una piccolissima quantità di feta e mozzarella in cima. Unisci tutti gli ingredienti e cuoci in forno.

Fette di prosciutto che avvolgono mele a spicchi e formaggio magro.

Cetrioli a fette con crema di formaggio leggero sparsi sopra. (Non usare più di un cucchiaio di crema di formaggio).

Peperoni rossi tritati con formaggio di capra. (Non usare più di un cucchiaio di formaggio di capra).

Taglia le fette di kiwi e cospargile di cocco tritato.

E, ultimo ma non meno importante, uno dei miei snack preferiti: uva rossa congelata.

Capitolo Quattro
Diversi tipi di cibo da mangiare a cena mentre si è a dieta

La cena è l'ultimo pasto della giornata, quindi assicurati di non mangiare troppo vicino al momento di coricarsi, perché i nostri corpi hanno bisogno di tempo per bruciare le calorie. Per assicurarti di mangiare sano, organizza un programma di cena fisso per ogni sera della settimana. In questo modo puoi mettere qualsiasi cosa nel freezer, da scongelare in frigorifero durante il giorno.

In questo capitolo, ci sarà un elenco di diversi tipi di cibo da mangiare a cena per aiutarti a perdere peso mentre fai una dieta povera di carboidrati.

Pollo

Fai i petti di pollo senz'ossa senza pelle sulla griglia con olio d'oliva molto leggero e condito con condimenti (il mio condimento preferito per il pollo è un condimento greco chiamato Cavender's). Per i contorni: tagliare le zucchine a strisce lunghe, i funghi a fette e gli asparagi. Avvolgi queste verdure in un foglio di alluminio e rivestili con un po'di olio d'oliva e condimenti a piacere. Poi posizionali direttamente sulla griglia.

Cuoci il pollo al forno condito con succo di limone e rosmarino. Per i contorni, lessate le patate dalla pelle rossa e il cavolo arrosto.

Prepara un'insalata di pollo Caesar con kale e lattuga romana, mescola un cucchiaino di condimento Caesar leggero e aggiungi pollo alla griglia o al forno. Aggiungi un pizzico di parmigiano in cima.

Cuoci il pollo al forno con succo di limone, spezie e capperi. Aggiungi basilico o coriandolo per il sapore. Come contorno prepara i cavoletti di Bruxelles nel forno a cuocere per circa dieci minuti e gli ultimi due minuti restanti mettili in forno a cuocere in alto in modo che siano un po' croccanti. Spennella i cavoletti di Bruxelles con un filo d'olio e aggiungi i condimenti a piacere prima di metterli nel forno.

Pollo saltato con zenzero e aglio sul fuoco. Spinaci, funghi e cipolle separati saltati in padella. Adagia prima le verdure sul piatto e coprile con il pollo e cospargi i semi di sesamo sul piatto.

Un'ottima cena salutare, fatta in casa, con pollo e verdure in pentola di coccio: mettidell'acqua sul fondo, aggiungi un pollo intero, taglia le carote, il sedano e il cavolo cinese o il cavolo. Aggiungi un sacchetto di verdure surgelate miste. Aggiungi l'aglio in polvere, il prezzemolo tritato, il pepe e un pizzico di sale. Assicurati di distruggere il pollo e di gettare la carcassa quando hai finito di cucinare. Cuoci tutti gli ingredienti a bassa temperatura per sei ore.

Germogli di soia saltati e peperoni verdi tagliati a cubetti con olio d'oliva, fiocchi di peperone rosso, aglio e una piccola salsa di soia. A parte, pollo a cubetti saltati con zenzero e aglio. Una volta che il pollo è completamente cotto, mescola insieme le verdure e il pollo.

Frutti di mare

Gamberi saltati con spinaci freschi, zucchine tritate, broccoli tritati, carote tritate e cavolfiore. Cuoci tutto sul fuoco con erbe fresche e condimenti a proprio piacimento. Cucinalo solo con olio d'oliva. Non usare burro.

Cuoci il salmone al forno con capperi, succo di limone e olio d'oliva. Per il contorno con il salmone, scegli broccoli a vapore o asparagi.

Cuoci i gamberetti sul fornello con aglio, pepe, succo di limone, un pizzico di sale e brodo di pollo. Lessa la pasta integrale sul fornello. Trita olive kalamata, cipolle, coriandolo e pomodori da aggiungere alla pasta. Mescola tutti gli ingredienti insieme, compresa la salsa rimasta, in cui sono stati cotti i gamberetti.

Avvolgi salmone al cartoccio e aggiungi pomodori, cipolle, aglio, capperi e succo di limone in cima al salmone. Avvolgi tutti gli ingredienti e mettili in forno a 350 gradi per venti minuti.

Griglia o cuoci il pesce bianco con succo di limone, capperi, coriandolo e aglio. Fai una verdura verde come contorno; come cavoli, broccoli, asparagi o spinaci.

Maiale

Braciole di maiale disossate fatte sul fuoco con vino bianco o rosso con spezie. Cuoci separatamente i funghi sul fornello con olio d'oliva, aglio tritato, sale e pepe. Prepara fagioli verdi freschi al vapore. Versa i funghi sopra le costolette di maiale e mangia i fagiolini come contorno.

Braciole di maiale grigliate e fette di ananas. Per un buon sapore, marina il maiale con salsa di soia a basso contenuto di sodio, zenzero e aglio. Per il contorno, fai il riso integrale sul fuoco con peperoni rossi e verdi tagliati.

Tacos di maiale. Fai il maiale nella pentola di coccio con un condimento leggero. Trita cipolle, coriandolo, pomodori e mango per condimenti. Per il sapore aggiungi il guacamole a un guscio di taco morbido integrale con il resto degli ingredienti.

Spremi il succo di lime fresco sopra per un sapore extra.

Altre cene salutari

Per un'insalata di taco; cuoci il tacchino sul fuoco. Taglia i pomodori, il coriandolo e le cipolle. Per la lattuga usa lattuga romana. Se si desidera aggiungere formaggio, utilizza un formaggio cheddar grattugiato privo di grassi. Per condire aggiungi un po'di salsa e guacamole. Come contorno fai il riso integrale e fagioli neri.

Bistecca alla griglia con condimento di pepe in cima. Mescola pomodori, cipolle, cetrioli, germogli, formaggio feta, lattuga romana e cavoli in un condimento a base di olio leggero e aceto e aggiungi la bistecca grattugiata di pepe in cima.

Per un'altra bella insalata; bistecca alla griglia, trita avocado, pomodori, cetrioli, aggiungi una piccola quantità di formaggio di capra, rucola e lattuga romana. Per condire usa olio e aceto o condimenti con succo di limone, aceto di vino bianco, aglio in polvere e un pizzico di sale e pepe.

Fai un grande piatto di verdure grigliate. Ad esempio: zucchine, melanzane, cipolle, pomodori, carote, peperoni, funghi e cavoletti di Bruxelles. Spennella tutte le verdure con un leggero strato di olio d'oliva con un po' di sale e pepe.

Pasta multi-grano miscelata con verdure fresche. Cuoci la pasta separatamente. E rosola le verdure in una padella con un cucchiaio di olio d'oliva. Poi mescola le verdure e la pasta con un pesto di basilico o una salsa di pomodoro.
Verdure: asparagi, funghi, spinaci, zucca e pomodori.

Conclusione del percorso della perdita di peso

Spero che questa sia una buona guida di partenza su cosa mangiare per aiutarti a perdere peso. Durante una dieta, è una buona idea tenere il passo con gli esercizi mattutini e notturni per ottenere i migliori risultati durante e dopo la dieta a basso contenuto di carboidrati. Cerca di non mangiare molti carboidrati o dolci. Assicurati di "fare goal" ogni settimana e fai del tuo meglio per attenertici.

La dieta è un compito estremamente difficile, ma con la giusta mentalità e la forza di volontà per farlo, si può fare. Assicurati di aver messo a disposizione il tempo per allenarti. Ogni mattina prova a svegliarti un po'prima del solito e fai solo un leggero jogging prima di andare a lavoro. Prima di andare a letto, aspetta circa trenta minuti dopo aver cenato e fai di nuovo la stessa cosa. Se hai un abbonamento a una palestra, vai in palestra prima e dopo il lavoro.

Assicurati di fare una dieta, se sei sposato diavere a bordo anche il tuo coniuge. Rende il percorso della perdita di peso molto più facile quando entrambi state facendo la dieta allo stesso tempo. In questo modo non sarai tentato di mangiare certi cibi o saltare l'esercizio. Fatelo insieme come una squadra.

Assicurati di portare il pranzo con te tutti i giorni a lavoro, in questo modo non sarai tentato di comprare qualcosa di malsano o insoddisfacente. Assicurati di avere un piano di pasto stabilito per ogni sera, così quando arrivi a casa è tutto lì pronto da cucinare, in questo modo non sarai tentato di ordinare una pizza o un altro tipo di fast food.

Rimani forte mentre fai una dieta a basso contenuto di carboidrati. Continua a ricordare a te stesso quali sono i tuoi obiettivi quando inizi a pensare a gelato, patatine, biscotti, ecc. C'è stato un motivo per cui hai iniziato questa dieta, avrai così tanta energia dopo aver mangiato sano dopo tre giorni. Cerca di non pesarti ogni giorno. Pesati una volta alla settimana e scrivi su un diario ogni settimana qual è il tuo peso, così puoi vedere quanto lontano sei arrivato.

Parte 2

Introduzione

È difficile fare i conti con la voglia di carboidrati, specialmente quando stai cercando di mantenere uno stile di vita che ne contenga pochi. Tuttavia la brama di carboidrati non è solo questione di volontà. Alla base c'è infatti un processo di tipo fisico, a causa del quale è purtroppo molto facile sviluppare un'alimentazione ad alto contenuto di carboidrati e con poche proteine.

Sono molti i segni di una voglia di carboidrati di tipo fisico. La prima cosa che si percepisce è una fame smodata per cibi ricchi di carboidrati. Col tempo si sviluppa un bisogno crescente di amidi, snack e dolci. In più, aumentano l'appetito e il peso corporeo a seguito dell'uso di surrogati dei carboidrati, come sostituti dello zucchero e alcol.

I cibi ricchi di carboidrati sono ovunque, il che rende più difficile superarne il desiderio. Mangiare cibi ad alto contenuto di zuccheri e con amidi raffinati alimenterà la voglia invece di placarla, allo stesso modo di una dipendenza da sostanze tossiche. E in effetti alti livelli di carboidrati producono alti livelli di serotonina, componente chimico presente nel cervello, che si trova in sostanze antidepressive come il Prozac. Per cui mangiare cibi ricchi di zuccheri è una forma di auto-medicazione: le persone con bassi livelli di serotonina sono inclini a usare i carboidrati come una vera e propria droga.

Brunch con stufato di broccoli

Ingredienti
450 g di salsiccia
170 g di prosciutto a cubetti
300 g di broccoli, cotti e scolati
400 g di formaggio cheddar grattugiato
80 g di parmigiano
200 g di formaggio spalmabile
½ tazza di panna da montare
12 uova
½ cucchiaino di polvere di cipolla
½ cucchiaino di sale alle spezie
Pepe q.b.

Preparazione

Rosolate la salsiccia e mettetela in una teglia 20x30 cm precedentemente unta.

Aggiungete il prosciutto, i formaggi e i broccoli a pezzi, e mescolate leggermente. Montate la pannagradualmentefino a renderlacremosa.

Aggiungete le uova alla panna e sbattete con le altre spezie. Versate il composto nella teglia. Infornate a 180° C per 45-50minuti o finché la punta del coltello nel mezzo non ne esce pulita. Lasciate riposare 10 minuti prima di servire.

Per porzione
508 Calorie; 41g Grassi; 31g Proteine; 4g Carboidrati; 1g Fibre; 3g Carboidrati netti[1]

---

[1] Carboidrati effettivamente metabolizzati, dunque al netto di alditoli e dolcificanti a basso contenuto calorico.

Colazione all'inglese

Ingredienti
2 uova
3 fette di bacon alla canadese[2]
2 würstel rosolati
1 pomodoro San Marzano
60 g di funghi freschi
1 cucchiaio di burro
Sale e pepe q.b.

Preparazione

Riscaldate il burro in una padella. In un'altra padella saltate i funghi a fuoco medio-alto finché non si ammorbidiscono, e salate a piacere. Togliete dalla padella e tenete al caldo. Aggiungete il pomodoro tagliato per lungo, il bacon e i *würstel. Cuocete girando da entrambi i lati finché il tutto non sarà ben abbrustolito.*
Nel frattempo friggete o strapazzate le uova nel burro rimanente. Servite nello stesso piatto.

---

[2] Affumicato, cotto e in forma circolare.

Per porzione
592 Calorie; 48g Grassi; 33g Proteine; 9g Carboidrati; 2g Fibre; 7g Carboidrati netti

Frittatabacon & cheddar

Ingredienti
6 uova
1 tazza di panna da montare
½ cucchiaino di sale
¼ cucchiaino di pepe
2 cipollotti
5 fette di bacon croccante
100 g di formaggio cheddar

Preparazione

Sbattete le uova, la panna e le spezie, e versatele in una larga teglia tonda precedentemente unta. Aggiungete gli ingredienti restanti e cuocete a 180° C per 30-35 minuti. Lasciate riposare alcuni minuti prima di servire.

Per porzione
320 Calorie; 29g Grassi; 13g Proteine; 2g Carboidrati; tracce di Fibre; 2g Carboidrati netti

Muffin formaggio e salsiccia

Ingredienti
450 g di salsiccia di maiale arrostita
12 uova
200 g di formaggio cheddar
¼ cucchiaino di sale
Un pizzico di pepe

Preparazione

Sbattete le uova e unitele agli altri ingredienti. Versate con un mestolo in 18 coppe per muffin precedentemente imburrate.

Infornate a 180° Cper 30 minuti finché non sono dorati. Lasciate raffreddare e rimuoveteli dalle coppe.

Per porzione
182 Calorie; 14g grassi; 12g Proteine; 1g Carboidrati; tracce di Fibre; 1g Carboidrati netti

Torta salsiccia e spinaci

Ingredienti
450 g di salsiccia
300 g di spinaci bolliti e asciugati
100g di peperoni rossi a cubetti
½ tazza di panna da montare
4 uova
¼ cucchiaino di sale
Pepe q.b.
4 pomodori a strisce
6 cucchiaini d parmigiano

Preparazione

Arrostite la salsiccia in una padella larga. Se preferite scolate il grasso. Piazzate in una teglia da forno 30x40 cm precedentemente unta assieme agli spinaci e ai peperoni.

In una ciotola a parte sbattete panna e uova. Aggiungete il sale e un pizzico di pepe. Versate su salsiccia e verdure e mischiate per amalgamare il tutto.

Decorate lo strato superiore con i pomodori e cospargete di formaggio.

Infornate a 180° C per 35-40 minuti o finché il centro della torta non sarà ben dorato. Lasciate riposare per 10 minuti prima di servire.

Per porzione
413 Calorie; 33g Grassi; 24g Proteine; 6g Carboidrati; 2g Fibra; 4g Carboidrati netti

Quichecon bacon e groviera

Ingredienti
3-4 fette di bacon
6 uova
1 tazza di panna da montare
½ cucchiaino di sale
200 g di groviera grattugiato

Preparazione

Friggete il bacon finché non è scuro e croccante. Sbattete le uova in una ciotola.

Aggiungete la panna e il sale e mescolate bene. Stendete il formaggio e il bacon a coprire uniformemente il fondo di una teglia tonda di vetro del diametro di 20-25 cm.

Versate il composto di uova sul formaggio. Infornate a 180° C per 35-40 minuti o finché un coltello affondato nel mezzo non esce pulito.

Per porzione

378 Calorie; 32g Grassi; 19g Proteine; 3g Carboidrati; 0g Fibre; 3g Carboidrati netti

Torta broccoli, bacon e formaggio

Ingredienti
200 g di bacon a pezzi
1 cipolla piccola
6 uova
450 g di broccoli bolliti a pezzi
¾ tazza di panna da montare
200 g di groviera grattugiato
½ cucchiaino di sale
¼ cucchiaino di peperoncino

Preparazione

Imburrate una teglia tonda di 20-25 cm di diametro e abbastanza profonda. Friggete il bacon in una padella finché non è croccante; mettete da parte 1 cucchiaio dei grassi sciolti in un'altra padella, in cui salterete la cipolla finché non si è ammorbidita.

Sbattete le uova, la panna e le spezie in una ciotola larga. Aggiungete gli ingredienti rimanenti e mescolate bene.

Versate in una teglia tonda. Infornate a 180° C per 35-40 minuti o finché un coltello inserito nel mezzo non esce pulito.

Lasciate riposare 10 minuti prima di servire.

Per 1/6 di torta
561 Calorie; 45g Grassi; 31g Proteine; 7g Carboidrati; 2g Fibre; 5g Carboidrati netti

Quiche piccante di salsiccia

Ingredienti
450 g di salsiccia di maiale arrostita
200 g di formaggio Colby-Jack grattugiato
70 g di cipolla
100 g di peperoni verdi
1 cucchiaio di peperoncino jalapeño tritato
10 uova
1 cucchiaino di salsa piccante
1 cucchiaino di cumino
1 cucchiaino di sale
½ cucchiaino di aglio in polvere
½ cucchiaino di pepe

Preparazione

Stendete la salsiccia in una teglia da forno 20x30 cm. Fate uno strato con il formaggio, poi con la cipolla a pezzi, poi con i peperoni e infine col formaggio rimanente.

Sbattete le uova con le spezie; versate sulla teglia il più uniformemente possibile. Infornate a 180° C per 22 minuti.

Lasciate riposare 10 minuti prima di tagliare.

Per porzione
265 Calorie; 21g Grassi; 18g Proteine; 2g Carboidrati; tracce di Fibre; 2g Carboidrati netti

Torta cipolla & bacon

Ingredienti
5 fette di bacon a pezzetti
1 cipolla grande tagliata sottile
230 g di formaggio Monterey Jack[3]
6 uova
1 tazza di panna da montare
½ cucchiaino di sale
1 cucchiaino di chili

Preparazione

Saltate in padella bacon e cipolla finché il bacon è cotto e la cipolla è tenera e leggermente caramellata.Stendete il formaggio in una teglia tonda, e sopra aggiungete bacon e cipolla. Sbattete le uova, la panna e le spezie, e versatele nella teglia.
Infornate a 180° Cper 35-40 minuti finché un coltelloal centro della torta non esce pulito. Lasciate riposare 10 minuti prima di servire.

---

[3] Formaggio americano a pasta semidura, solitamente bianco, derivato dal latte di mucca.

Per 1/8 di torta
295 Calorie; 25g Grassi; 14g Proteine; 3g Carboidrati; trace di Fibre; 2.5g Carboidrati netti

Quichepomodoro fresco e basilico

Ingredienti
Olio d'oliva
150 g di cipolla sminuzzata
1 spicchio d'aglio tritato
80 g di mozzarella tritata
100 g di pomodori
¼ di tazza di basilica fresco, tritato finemente
½ tazza di panna da montare
½ tazza d'acqua
¼ cucchiaino di pepe
½ cucchiaino di sale
6 uova

Preparazione

Imburrate una teglia tonda da 20-25 cm. Saltatele cipolle e l'aglio nell'olio fino a dorarle. Stendetele sul fondo della teglia, e aggiungete la mozzarella.

Mettete il pomodoro a fette sulla mozzarella e aggiungete il basilico.

Mescolate panna, acqua, sale, pepe e uova e versate in modo uniforme sulla teglia.

Infornate a 180° C per 35 minuti finché un coltello nel centro della torta non esce pulito. Lasciate riposare 10 minuti prima di servire.

Per porzione
221 Calorie; 18g Grassi; 10g Proteine; 4g Carboidrati; 1g Fibre; 3g Carboidrati netti

Uova strapazzate al chili

Ingredienti
1 cucchiaio di burro
3 uova
Sale q.b.
30 g di formaggio cheddar grattugiato
1 cucchiaio di salsa chili
1 cucchiaio di panna acida

Preparazione

Riscaldate il burro in una piccolo padella antiaderente a fuoco medio-alto. Appena il burro si è sciolto rompete le uova nella padella. Aggiungete sale e formaggio.

Lasciate cuocere le uova continuando a mescolare finché sono pronte con la consistenza di vostro piacimento, e servitele con la salsa e la panna acida.

Per porzione
465 Calorie; 39g Grassi; 26g Proteine; 4g Carboidrati; 0g Fibre; 4g Carboidrati netti

Uova strapazzate con feta

Ingredienti
15g burro
3 uova
1 cucchiaino di acqua
75 g di fetasbriciolata
Sale e pepe q.b.

Preparazione

Riscaldate il burro in una padella a fuoco medio-alto. Sbattete le uova con l'acqua e versatele nella padella, aggiungete la feta e continuata a cucinare mescolando di tanto in tanto per ottenere un composto morbido. Aggiungete sale e pepe a piacere.

Quiche di spinaci

Ingredienti
70 g di cipolla a pezzi
1 cucchiaio di burro
300 g di spinaci bolliti e scolati
5 uova sbattute
¼ cucchiaino di sale
¼ cucchiaino di pepe
340 g di formaggio Munster grattugiato

Preparazione

Saltate la cipolla nel burro finché non è morbida. Aggiungete gli spinaci e cuocete fino alla totale evaporazione dei liquidi in eccesso. Mettete il formaggio in una teglia tonda da 20-25 cm, aggiungete gli spinaci e mescolate.

Aggiungete sale e pepe alle uova, sbattete e versatele sul composto della teglia, amalgamando gli ingredienti.Infornate a 180° C per 30 minuti.

Per 1/8 di quiche

228 Calorie; 17g Grammi; 15g Proteine; 3g Carboidrati; 1g Fibre; 2g Carboidrati netti

Uovastrapazzateallagroviera

Ingredienti
2 uova
80 g di groviera
Sale e pepe q.b.

Preparazione

Sciogliete un cucchiaio di burro in una padella antiaderente. Rompete due uova e mescolate leggermente per amalgamare.

Salata a piacere con sale e pepe, e mescolate subito con la groviera grattugiata. Mescolate ancora fino a raggiungere la consistenza preferita.

Per porzione
357 Calorie; 29g Grassi; 21g Proteine; 2g Carboidrati; 0g Fibre; 2g Carboidrati netti

Uova strapazzate con peperoni gratinati e avocado

Ingredienti
½ cucchiaio burro

2 uova
40 g peperoni rossi
60 g avocado a pezzi
Sale q.b.

Preparazione

Riscaldate il burro a fuoco medio in una padella antiaderente. Rompeteci dentro le uova rompendo i tuorli con una forchetta, e aggiungete il sale.

Mescolate finché le uova non sono cotte, e aggiungete peperoni e avocado.

Cucinate e mescolate ancora fino a raggiungere la consistenza desiderata. Se necessario aggiustate di sale.

Per porzione
317 Calorie; 26g Grassi; 14g Proteine; 9g Carboidrati; 5g Fibre; 4g Carboidrati netti

Omelette vegetariana

Ingredienti
30g burro
1 cipolla piccola a pezzi
1 peperone verde a pezzi
4 uova
2 cucchiai di latte
¾ cucchiaio di sale
¼ cucchiaio di pepe nero fresco
60g groviera grattugiata

Preparazione

Sciogliete metà del burro in una padella a fuoco medio. Cuocete cipolla e peperone nel burro per 4 o 5 minuti, mescolando occasionalmente finché le verdure non sono morbide.

Nel frattempo sbattete le uova con il latte, mezzo cucchiaio di sale e pepe.

Togliete le verdure dal fuoco e spostatele in una ciotola, aggiungendo il resto del sale.

Sciogliete il restante burro (nella padella usata per le verdure) a fuoco medio.

Prima che il burro cominci a bollire aggiungete le uova e cuocetele per 2 minuti o comunque prima che le uova comincino ad attaccarsi alla padella. Alzate leggermente ibordi della padella per livellare l'omelette e far cuocere tutto l'uovo. Continuate a cuocere per 2 o 3 minuti o finché il centro dell'omelette non comincia ad apparire asciutto.

Spargete il formaggio e versate le verdure nel centro dell'omelette. Ripiegate con cura un lato dell'omelette sulle verdure.

Lasciate cuocere l'omelette per altri 2 minuti o finché il formaggio non si è sciolto. Fate scivolare l'omelette dalla padella a un piatto da portata e dividete in due.

Uovo al forno

Ingredienti
¼ tazza di panna da montare
8 uova
100 g di emmenthal o groviera grattugiato
Erba cipollina tritata
Sale e pepe q.b.

Preparazione

Versate la panna in una teglia di vetro di 20 cm di diametro precedentemente imburrata. Rompete le uova nella panna facendo attenzione a non romperne i tuorli.

Aggiungete sale, pepe e formaggio. Infornate a 220° C per 10 minuti per un tuorlo più sodo, o altrimenti per 9 minuti.Togliete dal forno e decorate con erba cipollina a piacere.

Per porzione
306 Calorie; 23g Grassi; 21g Proteine; 3g Carboidrati; 0g Fibre; 3g Carboidrati netti

Stufato di peperoni verdi

Ingredienti
400 g di peperoni verdi
230 g di formaggio al pepe grattugiato
3 uova
¾ tazza di panna da montare
½ cucchiaino di sale
100 g di formaggio cheddar grattugiato

Preparazione

Imburrate una teglia 20x20 cm. Tagliate ogni peperone in lungo e apritelo in due. Stendete metà dei peperoni sul fondo della teglia, con la pelle verso il basso, in un solo strato.
Stendeteci sopra il formaggio al pepe, e infine un nuovo strato di peperoni, con la pelle questa volta verso l'alto. Sbattete le uova con panna e sale, e versatele sui peperoni.

Infine fate un ultimo strato di cheddar. Infornate a 180° C per 35 minuti o finché la strato superiore non è ben dorato.

Lasciate riposare per 10 minuti prima di servire.

Per 1/6 di stufato
364 Calorie; 31g Grassi; 18g Proteine; 3g Carboidrati; 0g Fibre; 3g Carboidrati netti

Uova alla panna

Ingredienti
2 uova sbattute
1 cucchiaio di burro
2 cucchiai di formaggio spalmabile all'erba cipollina

Preparazione

Sciogliete il burro in una padella, e aggiungete uova e formaggio. Mescolate e cucinate fino alla consistenza desiderata.

Per porzione
341 Calorie; 31g Grassi; 15g Proteine; 3g Carboidrati; 0g Fibre; 3g Carboidrati netti

www.ingramcontent.com/pod-product-compliance
Lightning Source LLC
LaVergne TN
LVHW020433080526
838202LV00055B/5163